COMMENT FAIRE LE RÉGIME CÉTOGÈNE SANS CESSER DE MANGER

BRÛLER VOTRE GRAISSE CORPORELLE EN TROIS SEMAINES D'UNE MANIÈRE SAINE, LE RÉGIME LE PLUS EFFICACE POUR PERDRE DU POIDS

Jessy M. Brown

Première édition

Table des matières

Introduction : Régime pauvre en glucides

Pour aider à résoudre les problèmes de poids et à améliorer la santé en général, de nombreuses personnes se tournent vers les régimes amaigrissants. En fait, les statistiques gouvernementales montrent qu'environ 65 % des Américains souffrent d'embonpoint, mais que 38 % d'entre eux font quelque chose à ce sujet.

Et selon un récent sondage des National Institutes of Health, environ un tiers des Américains en surpoids qui essaient de perdre du poids le font en mangeant moins de glucides, en grande partie à cause de la popularité accrue des régimes à la mode comme le régime Atkins et le régime South Beach.

Bien qu'il y ait certainement déjà eu d'autres régimes à faible teneur en glucides ou en sucre, et qu'il soit plus probable qu'ils le soient dans les années à venir, examinons les fondements de bon nombre des principaux plans. Et regardons comment ils s'intègrent dans le monde réel d'aujourd'hui. Parce que même s'il peut être formidable de réduire la teneur en sucre de votre corps et d'être en meilleure santé, ne serait-il pas formidable d'apprendre à le faire tout en faisant partie de ce monde en évolution rapide ?

Dans le monde de la messagerie instantanée, l'interaction rapide sur Internet et les horaires quotidiens déjà multiples et chargés, la budgétisation, la planification, la préparation et l'achat d'aliments diététiques sont des sujets qui peuvent devenir des sources majeures de stress et des causes d'échec alimentaire. Les familles à double revenu qui déménagent et les autres salariés et personnes à la diète superemployés souffrent souvent déjà davantage de leur part de facteurs de stress quotidiens comme la peur d'être congédiés, la relocalisation ou la cessation d'emploi, la conciliation de plus d'un emploi, les personnes à charge (âgées et mineures) et les efforts pour financer leur éducation permanente, leur budget et leur routine quotidienne.

Les gens veulent et ont besoin de solutions plus simples. Et ils ont besoin de régimes plus simples. Oubliez les grosses sommes d'argent que vous dépensez pour des produits gourmands difficiles à trouver. Oubliez les heures passées à préparer les repas. Et oubliez de compter, de mesurer et de peser les ingrédients.

Soit un plan à faible teneur en glucides correspond à la réalité, soit il ne correspond pas à la réalité. Nous allons d'abord examiner certains termes et définitions de base pour mieux comprendre les données scientifiques qui sous-tendent les plans à faible teneur en glucides. Voyons voir combien de plans principaux des joueurs sont à la hauteur de la tâche.

Veuillez noter que le contenu ici n'est pas présenté par un médecin, et que toute la planification diététique devrait être faite sous la direction de vos propres médecins. Ce contenu ne présente qu'un aperçu de la recherche sur les glucides à faible teneur en glucides à des fins éducatives et ne remplace pas les conseils médicaux d'un médecin professionnel.

Types de glucides

En termes simples, il existe deux types de glucides : les glucides simples et les glucides complexes. Certains les qualifient de bons et de mauvais glucides, d'autres de glucides à digestion lente et rapide, et d'autres encore de glucides qui peuvent prêter à confusion. Voilà le scoop.

> ## *Glucides simples*
-

Les aliments contenant des glucides simples ou raffinés ont souvent une faible teneur en nutriments et un indice glycémique élevé. Ils sont rapidement digérés et peuvent faire monter en flèche la glycémie, puis chuter de façon spectaculaire en peu de temps. Afin de maintenir le fonctionnement de l'organisme plus sain et plus stable, les conseillers en santé recommandent que ces types d'aliments soient limités.

Des exemples de ces glucides simples sont le pain blanc, les pommes de terre, les bananes et les friandises sucrées comme les biscuits, les bonbons, les muffins et les gâteaux, ainsi que les boissons gazeuses comme les produits populaires du cola.

> ***Glucides complexes***
-

Les aliments contenant des glucides complexes contiennent de nombreux nutriments et ont un indice glycémique faible à modéré. Une teneur plus élevée en fibres dans ces aliments signifie une digestion plus lente, ce qui est plus sain pour l'organisme. Et ces aliments sont considérés comme de bons choix par les conseillers en santé.

Des exemples de ces glucides complexes

sont les grains entiers, la plupart des fruits et légumes. Les légumineuses, plantes de la famille des pois ou des haricots, font également partie de cette catégorie.

➢ *Lequel est le meilleur ?*

Alors que des études comme celle de l'Université de l'Arkansas pour les sciences médicales en janvier 2004 montrent que les régimes pauvres en glucides peuvent aider à perdre du poids, les glucides devraient être du type complexe, à faible indice glycémique. Ce qui est remarquable, c'est qu'il n'est pas nécessaire non plus d'éviter totalement les glucides simples. En d'autres termes, un traitement occasionnel, modéré (et approuvé par votre diététicien ou en accord avec votre médecin), devrait vous convenir.

En passant, vos dents seront également en meilleure santé sans l'accumulation de carie sucrée causée par de simples aliments riches en glucides. Pour que les sourires les plus sains brillent avec des corps plus sains.

Autres concepts à connaître

Voici d'autres termes qui aident à expliquer les problèmes scientifiques et de santé qui sous-tendent les solutions de planification diététique à faible teneur en glucides. Veuillez noter qu'il ne s'agit que de définitions de base et qu'elles peuvent être explorées pendant votre temps libre par le biais d'autres ressources afin de mieux définir vos fonctions dans le système de santé du corps.

CALORIES

Une calorie est une mesure de la chaleur. Les calories font également référence à une mesure de la quantité d'énergie que le corps tire de l'alimentation. En termes simples, plus il y a de calories dans les aliments, plus l'organisme a besoin d'énergie pour utiliser les nutriments.

CARBOHYDRATE

Un glucide est l'un des trois principaux nutriments qui fournissent de l'énergie à l'organisme. Les glucides sont composés de sucres simples ou de chaînes de sucres liées.

Des exemples de sucres simples (glucides simples) sont le saccharose ou le sucre de table, le fructose ou le sucre de fruit, le lactose ou le sucre du lait. Les chaînes liées de sucre ou de glucides complexes que l'on trouve dans les plantes sont souvent appelées amidons.

La farine de blé ou la fécule de pomme de terre sont des exemples de glucides complexes digestibles. La cellulose de céleri en est un exemple incontestable.

Les glucides sont transformés par l'organisme en sucre et utilisés comme énergie. Les glucides inutilisés sont stockés dans l'organisme sous forme de graisse.

GRAISSE

Les graisses sont l'un des trois principaux groupes de nutriments qui fournissent de l'énergie à l'organisme. Les graisses sont obtenues à partir d'huiles animales ou végétales. Le corps le décompose en graisses plus simples et les brûle ou les stocke dans le corps.

FRUCTOSE

Le fructose est un sucre d'origine végétale, en particulier le maïs, qui est utilisé pour sucrer les produits alimentaires commerciaux comme les boissons gazeuses et autres aliments préparés. Sa popularité s'est répandue pour la première fois dans les années 1970 et il est souvent qualifié de "sirop de maïs à haute teneur en fructose".

GLUCOSA

Le glucose est connu sous le nom de sucre dans le sang. Tous les glucides, qu'ils soient simples ou complexes, sont transformés par l'organisme en sucre et le sucre présent dans la circulation sanguine du corps est ainsi. Le taux de glucose dans le sang est le principal stimulus de la sécrétion d'insuline.

GLUCAGON

Le glucagon est une hormone produite par le pancréas qui stimule les cellules graisseuses à convertir leurs réserves en glucose et à les libérer pour une utilisation énergétique. Le glucagon doit être libéré pour que le corps puisse libérer et décomposer la graisse corporelle. Le pancréas ne peut pas libérer efficacement le glucagon et l'insuline et ne libère pas le glucagon si les taux de glycémie et d'insuline sont élevés.

GLYCOGÈNE

Le glycogène est la principale forme de stockage des glucides chez les animaux et se trouve principalement dans le foie et les tissus musculaires. Il est facilement converti en glucose selon les besoins de l'organisme pour répondre à ses besoins énergétiques. Aussi appelé amidon animal.

INDICE GLYCÉMIQUE

L'indice glycémique est une mesure de la rapidité avec laquelle chaque aliment augmente la glycémie de votre corps.

INSULINE

L'insuline est l'une des deux principales hormones produites par le pancréas et la principale hormone métabolique de l'organisme. Lorsque la glycémie augmente, le pancréas libère de l'insuline pour aider à transférer le glucose vers les cellules pour produire de l'énergie.

L'insuline aide aussi à convertir le surplus de glucose en tissu adipeux et favorise la transformation des acides aminés en protéines et leur stockage dans les muscles. Dans le foie, il aide le glucose supplémentaire à être stocké sous forme de glycogène. L'insuline peut augmenter le taux de cholestérol et causer la rétention de liquide et de sel, et empêche la dégradation des graisses stockées. Manque d'insuline adéquate ou manque d'insuline en quantité suffisante

La sensibilité aux effets de l'insuline sur l'organisme peut entraîner le diabète.

INSULINORÉSISTANCE

La résistance à l'insuline est une condition qui est atteinte lorsque l'organisme ne répond pas et traite correctement l'insuline qu'il libère. La résistance à l'insuline entraîne une surproduction d'insuline dans le pancréas. Selon les Drs Michael et Mary Eades de Protein Power, l'insulinorésistance provoque l'hypertension artérielle, des taux élevés de cholestérol, la coronaropathie (maladie cardiaque), l'obésité, le diabète de type II et une foule d'autres maladies et troubles.

CÉTONES

Lorsque l'organisme décompose les graisses en énergie en raison d'un manque de glucose en quantité suffisante pour répondre aux besoins énergétiques, combiné à l'épuisement du glycogène dans le foie, les cétones sont un type de résultat chimique. Un excès de cétones provoque une mauvaise haleine et apparaît dans l'urine pendant le test de bandelettes.

CÉTOSE

La cétose est le processus par lequel l'organisme brûle les graisses stockées pour produire de l'énergie lorsque le glucose n'est pas facilement disponible. Un mécanisme de survie utilisé en période de famine.

On pense généralement que ce n'est pas un bon état à long terme pour le corps de l'opérer. Lorsque la cétose survient chez une personne qui est victime de la famine ou qui ne mange pas de nourriture pour quelque raison que ce soit, elle peut causer une maladie grave et même la mort.

PROTÉINE

Les protéines sont l'un des trois principaux groupes de nutriments qui fournissent de l'énergie à l'organisme. Les protéines sont fabriquées à partir de produits d'origine animale et de soja et de certains produits végétaux comme les légumineuses (haricots, arachides et pois). Converti en acides aminés par l'organisme pendant la digestion et stocké dans les cellules musculaires sous forme de protéines.

SUCROSE

Un autre nom pour le saccharose est le sucre de table ; il est dérivé des plantes de canne à sucre.

STAR

L'amidon est un type de sucre que l'on

trouve dans les pommes de terre, le riz blanc, le pain, les bagels et autres aliments.

GRAISSE TRANS

Les gras trans sont un type de gras transformé qui ne se trouve pas dans la nature (aussi appelé graisse/huile hydrogénée ou partiellement hydrogénée). Il est utilisé dans les produits de boulangerie tels que les beignets, les pains, les craquelins, les croustilles, les biscuits et de nombreux autres produits alimentaires transformés tels que la margarine et les vinaigrettes.

Un peu d'histoire : Le début du régime "faible en glucides".

La terminologie " faible en glucides " n'a pas vraiment été inventée avant 1992 environ, lorsque l'USDA a annoncé que la pyramide alimentaire modèle américaine comprenait six à onze portions quotidiennes de céréales et d'amidons. Cependant, les régimes à faible teneur en glucides remontent à plus de 100 ans avant le régime à la mode d'Atkins, en 1864, avec un livret intitulé Letter on Corpulence écrit par William Banting, aussi proche que possible du premier régime commercial à faible teneur en glucides.

Banting avait souffert d'une série de problèmes de santé débilitants dus principalement à son surpoids ou à sa "corpulence". Il a cherché en vain des remèdes pour son problème de poids, que de nombreux médecins de l'époque croyaient être un effet secondaire nécessaire de la vieillesse. Il a également essayé de manger moins, mais a continué à prendre du poids et ont plusieurs problèmes de santé. Il n'arrivait pas à comprendre comment les petites quantités de nourriture qu'il mangeaient l'avaient mené à son problème de poids :

"Peu d'hommes ont mené une vie plus active - physiquement ou mentalement - d'une anxiété constitutionnelle pour la régularité, la précision et l'ordre, pendant cinquante ans de ma carrière d'entrepreneur, dont j'avais pris ma retraite, de sorte que ma corpulence et l'obésité qui a suivi n'étaient pas dues à la négligence d'activité physique nécessaire, ni à manger, boire ou une suffisance excessive, sauf que je prends plus librement que mon âge le.... simple nourriture de pain, lait, beurre, bière, sucre et patates.

De nombreux Américains d'aujourd'hui qui se déplacent peuvent reconnaître l'alimentation quotidienne malsaine de Banting :

"Ma vieille table de régime était du pain et du lait pour le petit déjeuner, ou une pinte de thé avec beaucoup de lait, du sucre et du pain grillé avec du beurre ; de la viande, de la bière, beaucoup de pain (que j'ai toujours beaucoup aimé) et des pâtisseries pour le dîner, un déjeuner au thé semblable au déjeuner, et habituellement un gâteau aux fruits ou du pain et du lait pour dîner. J'avais peu de réconfort et beaucoup moins de sommeil profond."

Il suffit de remplacer un gâteau, un beignet ou un muffin par du café et beaucoup de crème et de sucre au petit-déjeuner, un hamburger et des frites de fast-food par un gros soda au déjeuner et un gâteau ou une pizza congelés au dîner suivi du dessert et vous verrez comment l'alimentation de Banting était si semblable à celle des Américains actuels.

Lorsque son médecin a inscrit ces aliments sur la "Liste des interdictions alimentaires", Banting a perdu 50 livres et 13 pouces en un an. Il est resté à l'écart, vivant une vie longue et beaucoup plus saine.

Son nouveau plan diététique consistait en une série de plats de viande et l'a énuméré comme suit :

"Au petit déjeuner, à 9 h, je prends cinq à six onces d'agneau, de rognons, de poisson rôti, de bacon ou de viande froide de toute sorte, sauf du porc ou du bœuf ; une grande tasse de thé ou de café (sans lait ni sucre), un petit biscuit ou une once de pain grillé sec ; pour faire ensemble six onces de solide, neuf onces de liquide.

Pour le souper, à 14 h, cinq ou six onces de tout poisson, sauf le saumon et le hareng,

ou anguilles, toute viande sauf porc ou veau, tout légume sauf pomme de terre, panais, betterave, navet ou carotte, une once de pain grillé sec, le fruit d'un pouding qui n'édulcore aucun type de volaille ou de gibier, et deux ou trois verres de bon vin rouge, sherry ou madère, ou champagne, port et bière interdits ; faire ensemble dix à douze onces solides et dix onces fluides.

Pour le thé, à 18 h, deux ou trois onces de fruits cuits, un ou deux biscuits et une tasse de thé sans lait ni sucre ; deux à quatre onces solides, neuf liquides.

Pour le dîner, 21 h. Trois ou quatre onces de viande ou de poisson, comme au souper, avec un verre ou deux de bordeaux ou de xérès et de l'eau ; faire quatre onces solides et sept liquides.

Pour le verre, si nécessaire, un verre de grog (gin, whisky ou brandy, sans sucre), ou un ou deux verres de bordeaux ou de sherry".

Les changements dans son apparence et sa santé étaient si importants que ses amis et ses connaissances ont commencé à s'en rendre compte et, tout comme aujourd'hui, ils voulaient savoir quel régime il suivait. Le plus important, c'est que Banting pouvait sentir et voir la différence par lui-même.

"Tous ceux qui me connaissent me disent que mon apparence personnelle s'est beaucoup améliorée et que j'ai l'air d'être en bonne santé ; c'est peut-être une question d'opinion ou un commentaire amical, mais je peux honnêtement dire que je me sens en bonne santé, "physiquement et mentalement", que je semble avoir plus de force et de vigueur musculaire, que je mange et bois avec un bon appétit, et que je dors bien. Tous les symptômes de brûlures d'estomac, d'indigestion et de brûlures d'estomac (avec lesquelles j'étais souvent tourmenté) ont disparu. J'ai cessé d'utiliser des crochets de démarrage, et d'autres aides comme celles-ci, qui étaient indispensables mais qui sont maintenant capables de se baisser facilement et librement, sont inutiles. J'ai perdu la sensation de m'évanouir à l'occasion, et ce que je considère comme une bénédiction et une consolation remarquable, c'est que j'ai pu laisser les genouillères, que j'avais nécessairement utilisées pendant de nombreuses années, et que j'ai abandonné les pansements ombilicaux.

   Son livre sur les régimes est devenu très populaire et a été traduit en plusieurs langues. Cependant, elle a finalement été abandonnée.

   Banting a souligné dans la Charte sur la corpulence qu'il n'existait pas de paradoxe de santé commun à notre époque. C'était le paradoxe de l'obésité, largement considérée comme un problème d'excès chez les pauvres. Les pauvres du 19e siècle n'avaient pas les moyens d'acheter les aliments sucrés raffinés qui causent la prise de poids. Mais les pauvres du XXIe siècle peuvent le faire aujourd'hui.

   Dans un récent article de l'Associated Press intitulé "Health Paradox : Obesity Attacks the Poor", le journaliste note que de nombreuses familles pauvres augmentent leur budget alimentaire en achetant des aliments transformés et raffinés malsains. D'une famille que Barbassa a écrite,

"Pendant l'hiver, les emplois sont rares, alors Caballero nourrit son mari et ses trois enfants avec la nourriture la moins chère qu'elle peut obtenir : pommes de terre, pain, tortillas,.... Como est transformé.

les aliments riches en sucre et en graisses sont devenus moins chers que les fruits et légumes, les pauvres en particulier paient un prix élevé avec des taux d'obésité en hausse, suivis par le diabète.

Malheureusement pour la famille Caballero, ces produits de base bon marché sont mauvais pour leur santé. La

viande fraîche, les fruits et légumes à
faible teneur en amidon peuvent être plus
chers et avoir une durée de conservation
plus courte, mais ils valent certainement
le prix en frais médicaux économisés et en
meilleure santé.

Au fil des ans, au fur et à mesure que le
terme "calories" a pris le nom de
"calories", les variations du nombre de
calories ont été incluses dans les solutions
alimentaires. Et une variété d'autres
sujets ont été explorés, comme le nombre
d'aliments à consommer et la fréquence à
laquelle ils le sont.

Lorsque le régime Banting est
finalement tombé en désuétude, les
régimes à faible teneur en glucides ont
commencé à réapparaître au 20e siècle.
Les plus célèbres sont les régimes Atkins
et Scarsdale qui sont devenus populaires
dans les années 1970. Alors que Scarsdale

a un plan de repas de 14 jours qui doit être suivi et limite sévèrement les calories, le régime Atkins a permis un apport calorique illimité tant que ces calories proviennent des protéines, des graisses et des légumes et que l'apport en glucides a été maintenu faible.

Atkins et Scarsdale ont perdu la faveur dans les années 1980 lorsque le ministère américain de l'Agriculture a encouragé la consommation de céréales et de produits céréaliers avec la pyramide alimentaire de l'USDA.

Ce n'est que dans les années 1990 que l'on a assisté à un retour à des régimes à faible teneur en glucides qui semblent être plus qu'une simple mode, c'est un mode de vie ! Alors que de plus en plus de gens se rendent compte de la perte de poids et des autres bienfaits pour la santé dont bénéficient les personnes qui mangent peu de glucides, le nombre de régimes et de magasins qui vendent des produits spéciaux à faible teneur en glucides ne cesse d'augmenter.

En bref, la plupart des régimes à faible teneur en glucides reposent sur le même principe de base : un excès de glucides simples et raffinés entraîne une surproduction d'insuline, ce qui entraîne le stockage d'une trop grande quantité de lipides dans l'organisme. Ce stockage de graisse est particulièrement proéminent autour du milieu.

Bien qu'il y ait des degrés de différence entre les nombreux régimes alimentaires, ils s'entendent tous sur les effets négatifs que la production excessive d'insuline a sur nos systèmes.

L'insuline, quelle est sa fonction ?

Il y a trois unités de base que le corps utilise pour l'énergie :

> Gras
> Protéines
> Glucides

Les trois peuvent être convertis en glucose sanguin. Cependant, tandis que les graisses et les protéines se transforment lentement, les glucides se transforment rapidement, ce qui provoque des pics rapides de glycémie dans l'organisme. Ces pics de glycémie provoquent la création et la libération d'insuline par le pancréas jusqu'à ce que le taux de glycémie redevienne normal.

Pendant ce temps, l'insuline, une hormone produite dans le pancréas qui réduit le taux de glucose dans le sang, est libérée dans le sang dès que l'organisme détecte que le taux de glycémie a dépassé son niveau optimal.

L'insuline est une hormone très efficace qui fait fonctionner les systèmes de stockage de carburant de l'organisme. S'il y a un excès de sucre ou de graisse dans l'insuline dans le sang, il dira à l'organisme de l'emmagasiner dans ses cellules graisseuses. L'insuline dit également à ces cellules de ne pas libérer leur graisse stockée, ce qui rend cette graisse indisponible pour que le corps puisse l'utiliser comme énergie.

Comme ces graisses stockées ne peuvent pas être libérées pour être utilisées comme énergie, l'insuline prévient efficacement la perte de poids.

Plus le taux d'insuline dans l'organisme est élevé, plus les cellules adipeuses seront empêchées de libérer leurs réserves, et plus il sera difficile de perdre du poids. Selon de nombreuses autorités, à long terme, des niveaux élevés d'insuline peuvent entraîner une résistance à l'insuline et causer de graves problèmes de santé tels que ceux énumérés ci-dessous :

1. Augmentation des taux d'insuline et de la résistance à l'insuline
2. Diminution du métabolisme entraînant une prise de poids
3. Augmentation du tissu adipeux et réduction du tissu musculaire
4. Vieillissement accéléré
5. Augmentation des allergies et intolérances alimentaires
6. Système immunitaire surchargé

7. Risque accru de maladie cardiaque, d'obésité, de diabète et de cancer

Les glucides, en particulier les glucides simples comme le sucre et l'amidon, deviennent rapidement du saccharose dans l'organisme et pénètrent plus rapidement dans la circulation sanguine, entraînant la libération de grandes quantités d'insuline. Moins vous mangez de glucides, moins votre corps produit d'insuline et moins vous stockez de calories sous forme de lipides. Moins de graisse stockée signifie moins de gain de poids et moins de glucides consommés signifie moins d'insuline dans le sang et dans l'organisme qui utilise ses réserves de graisse comme carburant.

La prémisse qui sous-tend tout régime à faible teneur en glucides est qu'un corps qui produit moins d'insuline brûle plus de gras qu'un corps qui produit beaucoup d'insuline. Certains plans encouragent une période d'apport extrêmement faible en glucides afin que l'organisme entre en cétose et brûle plus rapidement les dépôts de graisse.

C'est ce qu'on appelle généralement des périodes d'induction. La durée du contrôle extrême des glucides varie de sept jours jusqu'au temps qu'il vous faut pour atteindre votre poids idéal. Après cette période de régime extrêmement pauvre en glucides, les niveaux de maintien de l'apport en glucides sont suivis pour prévenir la prise de poids. La quantité de glucides que vous pouvez consommer en toute sécurité dépend de votre système organique unique. Et vous devrez probablement faire des expériences pour déterminer quel niveau d'apport en glucides vous convient le mieux.

Quel que soit votre apport en glucides, il sera inférieur à la normale et éliminera quand même la farine blanche, les produits de fleurs blanches et certains autres aliments sucrés et féculents. C'est pourquoi ces régimes sont connus sous le nom de modes de vie faibles en glucides.

Pour réussir, vous devez être prêt à cesser de consommer des glucides simples à long terme.

Maintenant, voici une liste des plans et des livres les plus populaires de régime à faible teneur en glucides et un résumé de leurs exigences.

14 Les régimes les plus populaires et les plus efficaces : Atkins Diet

Le régime Atkins est peut-être le plus connu de tous les régimes à faible teneur en glucides. Créé par le Dr Robert Atkins dans les années 1970, le régime Atkins est considéré par certains comme le régime le plus pauvre en glucides.

Le Dr Atkins croyait que presque toute l'obésité est causée par la production d'insuline hyperactive et non par une suralimentation. Il croyait que l'excès de nourriture pouvait être causé par la dépendance aux glucides et que la plupart des personnes en surpoids mangeaient en fait moins que leurs homologues minces. Cependant, ils ont soif et mangent des glucides, ce qui augmente leur taux d'insuline et supprime la combustion des graisses.

Le Dr Atkins est un défenseur de la combustion des graisses cétogènes, qui est obtenue en mangeant moins de 40 grammes de glucides chaque jour. Il conseille à ses disciples d'acheter des bandelettes de test afin qu'ils puissent mesurer quotidiennement la quantité de cétones dans leur urine et confirmer qu'ils sont dans un état constant de cétose. Il recommande également l'utilisation de suppléments alimentaires pour aider à équilibrer la nutrition et les systèmes de l'organisme.

Le régime Atkins est divisé en quatre étapes : le régime d'induction, le régime de perte de poids continue, le régime de pré-maintenance, et finalement le régime de maintien à vie.

Le régime d'induction est très strict en termes d'élimination des glucides (20 grammes ou moins par jour), mais généreux en termes de quantité de graisse et de protéines. Il est à noter que les légumes à faible teneur en amidon sont la source recommandée de glucides. Cette phase du régime dure 14 jours et est suivie du régime de perte de poids continue (PSO).

La phase OWL permet la réintroduction de certains bons glucides, mais les niveaux restent inférieurs à 40 grammes par jour. Les personnes à la diète restent au régime OWL jusqu'à ce qu'elles atteignent leur poids idéal. Une fois que le poids idéal est atteint, les personnes qui suivent un régime diététique passent au régime de pré-entretien, où elles réintroduisent certains bons glucides jusqu'à ce qu'elles découvrent leur niveau de tolérance aux glucides (le nombre total de grammes de glucides qu'elles peuvent consommer dans une journée et ne pas prendre de poids).

Lorsque les personnes qui suivent un régime alimentaire comprennent la quantité de glucides qu'elles peuvent consommer et maintiennent leur poids idéal, elles entrent dans le programme d'entretien à vie. Ici, ils continueront à éviter le sucre, les aliments transformés, la farine blanche et les huiles et graisses hydrogénées.

Le régime Atkins offre un certain nombre d'aliments approuvés et il existe des magasins Atkins dans de nombreuses régions qui vendent des produits compatibles avec le régime alimentaire.

> ***L'alimentation des personnes dépendantes des glucides***

Rachael et Richard Heller ont introduit le terme "carbohydrate addict" dans leur livre The Carbohydrates Addict's Diet de 1993.

L'idée est que certaines personnes sont dépendantes des glucides tout comme les alcooliques sont dépendants de l'alcool et les toxicomanes sont dépendants des drogues. Cette dépendance provoque de fortes envies de fumer, une résistance à l'insuline et un gain de poids.

Le Dr Rachael Heller a mis au point un régime pour éliminer son obésité et avait maintenu sa perte de poids dramatique pendant plus de vingt ans lorsque le premier livre a été écrit. Heller's croit que le déséquilibre de l'insuline causé par les hydrates de carbone provoque un besoin accru de nourriture et interfère avec la libération de sérotonine, ce qui pourrait indiquer que le corps est plein. Cela entraîne une suralimentation et une prise de poids.

Heller's recommande que l'accro aux glucides limite son apport en glucides à un "repas de récompense", mange trois fois par jour et évite les collations jusqu'à ce que la personne ait terminé la phase de perte de poids du régime.

En plus du plan d'alimentation, Heller's couvre également les déclencheurs psychologiques qui peuvent causer des accros aux glucides à faire des excès de glucides et à prendre du poids. Les personnes au régime sont encouragées à identifier les déclencheurs émotionnels personnels et comment éviter ces déclencheurs pour aider à perdre du poids.

Une des théories les plus importantes de ce régime est que le surpoids n'est pas la faute de la personne obèse. Pourquoi est-ce que c'est comme ça ? Parce que la biologie de la personne et le pouvoir d'accoutumance des glucides agissent contre elle.

Comme tous les autres régimes à faible teneur en glucides, Heller recommande d'éviter les aliments transformés et de nombreux types de sucre. Cependant, ils indiquent également que certains glucides féculents devraient être consommés avec des repas de récompense si désiré, de sorte que le diététicien est plus susceptible de suivre le régime à long terme.

Heller's croit que la dépendance aux glucides est traitée à long terme avec une bonne nutrition et un régime alimentaire approprié, mais il n'est jamais guéri et les personnes dépendantes des glucides devraient être vigilantes pour prévenir tout gain de poids futur et toute frénésie glucidique.

> ### *Le régime Hampton*

Le Dr Fred Pescatore, ancien directeur médical associé de l'Atkins Institute, a mis au point le Hampton Diet. Ce régime est un mélange des concepts de régime pauvre en glucides et des concepts les plus sains du régime méditerranéen. Encourage la consommation libérale de gras monoinsaturés pour aider à perdre du poids et à prévenir des maladies comme le cancer, les maladies cardiaques et le diabète. Tout cela est exposé dans The Hampton's Diet, publié en mai 2004.

Son livre comprend un plan de repas de trente jours, des recettes gourmandes et de l'information sur l'huile de noix de macadamia australienne, qu'il encourage les personnes au régime à utiliser abondamment. Il vous suggère d'utiliser de l'huile d'olive vierge spéciale pressée à froid si vous n'avez pas les moyens d'acheter l'huile de noix de macadamia qu'il considère la meilleure pour votre santé.

Il existe un grand nombre de recettes, mais la plupart d'entre elles utilisent des ingrédients coûteux et sont assez gourmandes. Des chefs cuisiniers et restaurateurs de renommée mondiale ont contribué à la création de nombreuses recettes du livre qui ont fait le succès de leurs propres créations à faible teneur en glucides dont jouissent les clients partout dans le monde.

En raison de l'affiliation du Dr Pescatore avec le Dr Atkins, son régime alimentaire est fortement influencé par le régime Atkins. Les principaux points de différence semblent être l'importance accrue accordée aux fruits et légumes, l'utilisation de graisses plus saines comme l'huile de noix de macadamia et la suggestion d'éliminer toute la peau et la graisse de la viande avant la cuisson.

Ce plan a beaucoup des mêmes caractéristiques qu'Atkins, mais avec des recettes savoureuses et des plans de repas de 30 jours et plus de 100 recettes.

> ### *Le régime d'index glycémique*

Écrit par Rick Gallop, ancien président de la Fondation des maladies du cœur de l'Ontario, The Glycemic Index (GI) Diet déclare : "Si vous pouvez comprendre un feu de circulation, vous comprendrez ce régime.

Le galop divise les aliments en trois groupes en fonction de leur index glycémique, c'est-à-dire de la rapidité avec laquelle ils provoquent une augmentation de la glycémie. Séparez les aliments en vert clair, jaune clair et rouge clair. Le glucose est fixé à un niveau IG de 100 et tous les autres aliments y sont comparés. Les aliments à lumière rouge doivent être évités, les aliments à lumière jaune sont évités pendant la phase initiale de perte de poids et consommés occasionnellement pendant la phase d'entretien continu et les aliments à lumière verte doivent former la base de votre alimentation en tout temps.

Il n'est pas nécessaire d'acheter des aliments spéciaux. Découvrez où vos aliments préférés s'intègrent dans le plan, mangez vert, essayez un peu de jaune et évitez le rouge. C'est ça, c'est ça. Galopar dit que les personnes qui suivent un régime devraient s'attendre à perdre un à deux livres par semaine et n'ont pas besoin de commencer un régime choc. Bien qu'il s'agisse d'un régime pauvre en glucides, il n'est pas aussi riche en protéines que la plupart des autres régimes alimentaires et encourage les personnes qui suivent un régime alimentaire à réduire les graisses ainsi que les glucides. Il encourage également l'exercice physique pendant 30 minutes chaque jour et la consommation de trois repas équilibrés qui comprennent des glucides, des protéines et des lipides.

Selon Gallop, les adeptes du régime IG devraient le considérer comme un changement de mode de vie auquel ils adhéreront pour le reste de leur vie, et non comme un régime. Mais ce n'est pas facile. Par exemple, considérez cette liste d'" aliments légers rouges " et notez tous les " bons aliments " :

- Haricots cuits avec du porc Haricots frits Boissons alcoolisés Boissons gazeuses ordinaires Bagels
- Croissants Baguettes Baguettes Biscuits Gâteau Biscuits Pain de maïs
- Pains anglais Pains à hamburger Pains à hamburger Pains à hot-dog Pains Kaiser Crêpes Pancakes Gaufres
- Pizza
- Garniture régulière pour barres granola
- Tortillas Pain blanc Millet
- Riz blanc Riz instantané Gâteaux de riz Céréales froides
- Crème de granola de blé
- Semoule de maïs Muesli

-    Croûtons instantanés Avena Croûtons Ketchup Mayonnaise Mayonnaise Tartare Sauce tartare Fromage Chocolat au lait Fromage blanc Crème au fromage cottage

-    Crème glacée Crème glacée Lait entier/2% Crème sure Yogourt

-    Beurre Huile de noix de coco

-    Beurre de margarine dure

-    Huile de palme Beurre d'arachide

-    Vinaigrette ordinaire Huiles tropicales

-    Beurre végétal Cantaloup

-    Dates

-    Melon melon miel miel Pruneaux

-    Pastèque aux raisins secs

-    Fruits en conserve au sirop Tous les fruits secs Compote de pommes et de sucre Toutes les boissons aux fruits

-    Jus de pruneaux Sorbet Sorbet Bologna Bratwurst Oeufs ordinaires

- Hamburgers de boeuf haché avec 20% de gras
- Hotdogs Pastrami Viande transformée Bacon ordinaire
- Saucisses à saucisses Rouleaux de sushi à la saucisse
- Toutes les pâtes en conserve Couscous Gnocchi au couscous
- Macaroni au fromage et nouilles
- Pâtes farcies à la viande ou au fromage Sauces Alfredo
- Sauces au sucre Jell-O
- Frites Frites Bonbons Frites Frites

> ### *NeanderThin*

Ray Audette, l'auteur de NeanderThin, fait la promotion de son régime alimentaire comme une façon de " manger comme un homme des cavernes pour un corps mince, fort et sain ". À l'âge tendre de 33 ans, Audette souffrait de polyarthrite rhumatoïde et de diabète. Après avoir appris par les médecins que son état était traitable mais non curable, Audette a décidé d'entreprendre des recherches en nutrition pour trouver un meilleur remède.

Ses recherches l'ont amené à adopter un régime "paléolithique" de chasseurs-cueilleurs, comme celui que nos ancêtres humains mangeaient avant de s'installer dans les sociétés agraires. En moins d'une semaine, son taux de glycémie était normal et après un mois, elle avait perdu 25 livres, sa douleur arthritique était soulagée et elle a remarqué une amélioration du tonus musculaire.

Selon Audette, nos ancêtres paléolithiques étaient en bien meilleure santé et vivaient plus longtemps que nos ancêtres agricoles néolithiques. Il prétend que l'homme néolithique était plus petit, avait une moins bonne santé dentaire et était plus sujet à l'obésité que l'homme paléolithique. Les femmes ont également commencé à avoir leurs règles plus tôt et à avoir plus d'enfants ensemble, ce qui a entraîné une augmentation de la population qui a encouragé davantage les modes de vie agraires.

Il suggère que l'homme moderne devrait devenir un chasseur-cueilleur moderne en éliminant les aliments qui nécessitent une intervention humaine pour être comestibles. Ces aliments comprennent le lait, les céréales, les haricots, les pommes de terre, l'alcool et le sucre. Les grains comprennent tout le blé, le maïs, le riz, l'avoine, l'orge et le seigle. Il souscrit également à la théorie selon laquelle ces glucides produisent des fringales et prévient que s'ils sont consommés, ils peuvent provoquer des frénésies alimentaires.

La règle générale d'Audette est que si un fruit ou un légume n'est pas transformé et qu'il est comestible, il est sans danger pour le régime NeanderThin. Expliquez que de nombreux légumes, comme les pommes de terre, sont en fait toxiques s'ils ne sont pas correctement entreposés et traités avec des fongicides. De plus, il encourage la consommation de fruits lorsqu'ils sont en saison et limite la consommation de fruits d'hiver pour aider l'organisme à brûler les graisses stockées.

Il donne les Dix Commandements. Ils sont condensés :

Mangez : viandes et poissons, fruits, légumes, noix et graines, baies Ne mangez pas : céréales, haricots, pommes de terre, produits laitiers et sucre.

➢ *Le pouvoir des protéines*

Les Drs Michael et Mary Eades, co-auteurs de The Protein Power LifePlan, ont des points de vue similaires à ceux d'Audette et croient également que les problèmes de santé modernes sont causés par notre alimentation moderne qui est riche en céréales et en aliments transformés (Notez que le Dr Michael Eades a même écrit l'introduction du NeanderThin de Audette).

L'Eades offre une pyramide alimentaire qui est la pyramide de l'USDA à l'envers, de sorte que les protéines forment la base, les légumes et les fruits forment le centre, et les grains entiers forment le sommet de la pyramide.

En plus de se baser sur une alimentation riche en protéines et pauvre en céréales, Eades encourage également l'exercice régulier et modifie le bronzage régulier sans écran solaire pour aider l'organisme à produire les vitamines nécessaires et à réguler ses systèmes. Ils recommandent également la prise quotidienne d'un supplément complet de multivitamines et de minéraux.

Les personnes qui suivent un régime alimentaire devraient identifier leurs besoins minimaux en protéines par repas en fonction de la taille, du poids et du sexe. Chaque repas devrait comprendre au moins la quantité de protéines et de protéines qui devrait être consommée à chaque repas. Les diètes devraient éliminer les mauvaises graisses, qui comprennent l'huile de maïs, les huiles de cuisson végétales, la margarine, le shortening végétal et toutes les huiles partiellement hydrogénées.

Le régime peut être suivi en plusieurs

phases qui permettent une transition rapide vers un régime pauvre en glucides et une perte de poids accélérée. La première phase est appelée Intervention et l'apport en glucides est limité à 7 à 10 grammes par repas. La deuxième phase s'appelle le niveau de transition et doit être complétée sur plusieurs mois. A ce niveau, jusqu'à 15 grammes nets de glucides par repas sont autorisés. Dans la phase finale d'entretien, jusqu'à 30 grammes de glucides peuvent être consommés à chaque repas. De plus, ils offrent des choix d'aliments et des plans pour 3 types de régimes à faible teneur en glucides : Puristes, Hédonistes et Dilettantes.

Les puristes cherchent à reproduire un style d'alimentation paléolithique dans le monde moderne et comptent beaucoup sur les protéines animales et éviteront tous les produits laitiers, l'alcool, la caféine, les légumineuses, les sucres (sauf le miel), les aliments transformés, les céréales et les produits les contenant. De plus, ils mangeront des fruits et légumes frais et biologiques et des produits de viande naturelle ou de gibier.

Les hédonistes ont la plus grande liberté d'action dans l'alimentation. Ils ont simplement besoin de consommer suffisamment de protéines, de maintenir les glucides dans les limites fixées pour chaque repas, de consommer beaucoup d'eau et de bons gras, et de prendre des suppléments de potassium et de magnésium.

Les Dilettantes se situent à mi-chemin entre ces deux extrêmes. Ils continuent d'éviter le blé, le maïs, le millet, le seigle et les produits dérivés de leurs farines. Cependant, ils sont autorisés à consommer des glucides dans les limites des recommandations quotidiennes, certains sucres naturels et les produits laitiers biologiques.

> ***Principe de Schwarzbein***
-

Diana Schwarzbein est l'endocrinologue des étoiles. Le médecin choisi par Suzanne Somers, Larry Hagman et bien d'autres, M. Schwarzbein, encourage les tests de dépistage des déséquilibres hormonaux et suggère ensuite plusieurs programmes d'alimentation, d'exercice et de substitution hormonale sélective pour traiter toute carence.

Les principes de l'alimentation du Dr Schwarzbein sont énoncés dans le Principe Schwarzbein, son plan en cinq étapes pour une santé optimale.

La première étape du programme est la

nutrition saine et il y a dix règles de base :

1. ne plus jamais sauter un repas

2. Mangez de vrais aliments non transformés.

3. Mangez des repas équilibrés

4. Choisissez une protéine comme principal nutriment dans votre repas

5. Ajoutez quelques graisses saines

6. Ajoutez de vrais glucides

7. Ajouter des légumes sans amidon

8. Manger des collations

9. Mangez des aliments solides

10. Buvez assez d'eau

La deuxième étape du programme est la gestion du stress :

1. faire des temps d'arrêt une pratique quotidienne

2. Mettez votre vie en perspective

3. rester à l'affût des signes de stress

4. Dormir suffisamment

Troisièmement, évitez tous les produits chimiques toxiques, y compris :

1. nicotine

2. Alcool

3. Sucre raffiné

4. Édulcorants artificiels

5. Drogues illégales

6. Glutamate monosodique, additifs et conservateurs

7. Fausses graisses et bloqueurs de

graisse

8. Caféine

9. Certains médicaments sur ordonnance

Quatrièmement, pratiquez des exercices cardiovasculaires, d'endurance et de flexibilité/relaxation.

Enfin, la cinquième étape vers une santé optimale consiste à suivre un traitement hormonal substitutif au besoin.

> ***Somersizing***
-

Suzanne Somers a introduit pour la première fois le "Somersizing" dans Suzanne Somers Eat Great, Lose Weight en 1992. Le somersizing est une façon de manger où l'on coupe le sucre et les "aliments funky" et où l'on mange beaucoup de graisses, de protéines et de bons glucides comme les légumes et les fruits. Les aliments doivent être combinés de certaines façons pour que l'organisme les digère facilement. Les personnes qui suivent le régime Somersize en deux étapes, la première (niveau 1) pour perdre du poids et faire fondre les graisses et la seconde (niveau 2) pour maintenir leur poids idéal.

Somers sépare les aliments en quatre groupes alimentaires de taille Somersizing : Protéines/graisses, Légumes, Glucides et Fruits. Elle suggère de manger les fruits l'estomac vide. Les protéines et les matières grasses comprennent la viande, l'assiette, les œufs, les huiles naturelles, le beurre, la crème et le fromage. Les légumes comprennent les légumes frais à faible teneur en amidon. Carbos couvre les pains, les pâtes et les céréales à grains entiers, ainsi que les produits laitiers sans gras.

Liste "Sept étapes faciles vers le somersizing :

1. Éliminez tous les aliments funky.

2. Fruits de l'Est seuls, à jeun : 20 minutes avant un repas Carbos, 1 heure avant un repas Pro/Fats et au moins 2 heures avant le dernier repas de la journée.

3. Mangez Pro/Fat avec des légumes.

4. Mangez des glucides avec des légumes.

5. Garder Pro/Fats et Carbos séparés.

6. Attendez 3 heures entre les repas si vous passez de Pro/Fats à Carbos ou vice versa.

7. Mangez au moins 3 repas par jour et n'en sautez aucun. Funky Foods inclus :

Sucre blanc Sucre brun Sucre brut Sirop de maïs Sucrose Mélasse Miel Sirop d'érable Betterave Carottes Carottes

- Courge poivrée Bananes Citrouille Citrouille Citrouille Maïs Maïs
- Pommes de terre Panais Courges
- Patates douces Farine blanche Riz blanc
- Ignames
- Citrouille Hubbard Avocats Noix de coco
- Foie
- Lait écrémé Noix de lait entières
- Olives Bière de soja
- Caféine Thé Caféine Caféine Cacao Soda au cacao
- Café
- Vin d'alcool dur

Tous les aliments de la liste Funky Foods doivent être évités pendant la première phase du régime (niveau 1), mais certains peuvent être réintroduits avec modération pendant la phase de maintien (niveau 2). Somers vend sa propre marque d'édulcorant artificiel appelé "SomerSweet". Tous ses livres comprennent des recettes de repas, de collations et de desserts.

> ### *Diète de plage du sud*
> -

Mis au point par le Dr Arthur Agatston, le South Beach Diet se présente comme un moyen d'enseigner aux personnes qui suivent un régime à manger les bons glucides et graisses. Le régime alimentaire comporte trois phases. Dans le premier régime, bannissez les mauvaises envies de glucides et induisez une perte de poids rapide. Dans la deuxième phase, certains types de glucides sont réintroduits et la perte de poids est plus lente. La phase finale est la phase "Diet for Life". C'est le régime d'entretien et il sera suivi pour le reste de la vie de la personne qui suit le régime. Si, à un moment donné, le diététicien commence à prendre du poids non désiré, il passe simplement à nouveau par les phases d'induction et de pré-entretien.

La première phase met l'accent sur les protéines provenant de sources de viande de haute qualité avec beaucoup de légumes frais et de salades avec de la vraie vinaigrette à l'huile d'olive. Le pain, le riz, les pâtes, les pommes de terre, les produits de boulangerie, le lait et le fromage de soja, le yogourt, les betteraves, les carottes, le maïs et tous les fruits sont interdits pendant la phase d'induction de 14 jours. Ceci inclut tous les bonbons, gâteaux, crème glacée et sucre, ainsi que les viandes qui sont salées avec du sucre ou de la mélasse.

Le régime alimentaire encourage trois repas par jour avec une collation au milieu de la matinée et une collation au milieu de l'après-midi.

Il y a aussi un plan de repas quotidien. Ce plan comprend un contrôle strict des portions en phase d'induction. Un exemple de collation quotidienne est de 20 arachides. Et 30 pistaches est une autre option de sandwich.

Contrairement à Atkins, l'apport illimité en protéines n'est pas recommandé ou autorisé dans ce régime. Cependant, au cours des derniers stades de l'alimentation, certains des contrôles stricts des portions prennent fin et les personnes qui suivent un régime peuvent manger jusqu'à ce qu'elles soient rassasiées.

Certains des aliments interdits peuvent être réintroduits lentement, parfois sous une forme modifiée dans la deuxième phase du régime alimentaire. La deuxième phase dure jusqu'à ce que le poids cible du diététicien soit atteint. Toutefois, les produits à base de farine blanche, les pommes de terre, le maïs, les carottes, les betteraves et les fruits sucrés comme les bananes et les ananas sont toujours interdits.

Une fois que les personnes au régime atteignent leur poids idéal, elles passent à leur régime alimentaire à vie ou à leur régime d'entretien.

Dans cette phase, les aliments interdits sont les aliments transformés, les produits à base de farine blanche, les fruits sucrés et les aliments ayant un indice glycémique élevé en général.

Pendant la période d'induction de 14 jours, le Dr Agatston prévoit une perte de poids de 8 à 13 livres, la graisse abdominale étant la première à disparaître. Dans la deuxième phase, le régime devrait continuer à perdre 1 à 2 livres par semaine tant qu'il n'est pas dépassé avec la réintroduction des glucides.

> ***Chasseur chanceux !***

Chez Sugar Busters !, les diététistes coupent le sucre pour réduire la quantité de gras. Ce régime a été créé par un groupe de médecins et le PDG d'une entreprise Fortune 500 de la Nouvelle-Orléans qui ont réalisé que les aliments faibles en gras sont pleins de sucre et que c'est le sucre dans les aliments qui produit une réponse insulinique négative et entraîne un gain de poids.

Ils mettent l'accent sur le plaisir de bien manger et évitent certains aliments interdits comme le sucre transformé et les produits céréaliers raffinés. Le sucre n'est pas interdit, mais la consommation de sucre pendant les heures supplémentaires devrait être considérablement réduite et les personnes au régime devraient commencer à reconnaître les produits contenant des sucres cachés. L'accent est également mis sur la bonne combinaison d'aliments pour aider à prévenir la prise de poids.

Ce plan élimine les pommes de terre, le maïs, la farine blanche, le riz blanc, le pain de farine raffiné, la plupart des céréales froides, les betteraves, les carottes, le sucre raffiné, le sirop de maïs, la mélasse, le miel, les colas sucrés et la bière.

Les auteurs recommandent également de manger des fruits seuls et de manger des fruits entiers autant que possible. Ils permettent trois repas, deux collations et un dessert sans sucre, mais l'accent est mis sur la possibilité de contrôler les portions d'aliments, comme cela se fait confortablement dans une assiette de taille normale.

Le régime commence par un régime de 14 jours et comprend un planificateur de repas. Il est conseillé aux personnes qui suivent un régime alimentaire de consommer des glucides riches en fibres et pauvres en amidon qui ont un index glycémique plus faible. Les auteurs encouragent également la consommation de viandes maigres et bien coupées en protéines. Ils estiment que vous consommerez environ 30 % de protéines, 40 % de glucides et 30 % d'huiles monoinsaturées et autres graisses.

> ***La Zone***

Créée par le Dr Barry Sears, The Zone encourage une consommation équilibrée de glucides et de protéines. Le Dr Sears suggère que vous divisiez votre assiette en trois sections, une pour les protéines et deux pour les fruits et légumes par repas. Il en résulte 30 pour cent de protéines, 40 pour cent de glucides et 30 pour cent de matières grasses. Pour chaque repas, la portion de protéines devrait être à peu près de la taille de votre poing serré. La portion de glucides devrait avoir la taille de deux poings serrés et la portion de gras ajouté devrait correspondre au volume de votre pouce.

La Zone est axée sur la mesure et le contrôle des portions de nourriture. Un autre outil que les personnes au régime dans la zone peuvent utiliser pour mesurer la nourriture est le "bloc". Chaque adulte a droit à au moins 11 blocs par jour et la bonne taille de la portion de nourriture affectera la quantité de nourriture par volume qu'un diététiste consomme réellement chaque jour.

Ce régime ne permet pas de consommer des portions illimitées de protéines ou de manger jusqu'à ce que vous soyez rassasié. Une fois que les portions de nourriture dans votre zone auront disparu, votre nourriture sera prête.

Les règles de base de la Zone sont :

1. Mangez un repas Zone dans l'heure qui suit votre réveil chaque jour.

2. Mangez un repas équilibré de la Zone chaque fois que vous mangez (protéines, glucides, lipides).

3. Mangez cinq fois par jour ; trois repas, deux collations.

4. Ne passez jamais plus de cinq heures sans manger un repas local.

5. Mangez plus de fruits et de légumes, de pain, de pâtes, de céréales et d'amidons.

6. Buvez 64 onces d'eau par jour.

7. Si vous faites une erreur lors d'un repas, faites en sorte que votre prochain repas soit convivial pour la région.

Bien que les aliments ne soient pas interdits dans le régime de la Zone, certains glucides défavorables doivent être évités ou, s'ils sont consommés, ne constituent pas plus de 25 % de tout aliment ou collation. Les glucides défavorables sont les suspects habituels : farine blanche, pommes de terre, sucre, riz blanc, jus, boissons gazeuses, alcool, bananes, raisins, carottes, maïs et boissons caféinées. Le Dr Sears croit que ces aliments non seulement augmentent la production d'insuline, mais qu'ils peuvent aussi causer des déséquilibres hormonaux et une inflammation des tissus corporels, entraînant des maladies et une mauvaise santé générale.

L'alimentation de la Zone comprend également des aliments emballés tels que des barres nutritives, des boissons, des produits de boulangerie et des suppléments nutritionnels. Mais attention, la barre nutritionnelle Zone contient du sirop de maïs à haute teneur en fructose, mais selon le site Web, il s'agit d'un type très " haute qualité " dont l'index glycémique est plus lent que celui du type courant, et la protéine contenue dans la barre aide à retarder davantage la réponse insulinique. Utiliser avec une extrême prudence.

> ➤ ***Mince pour toujours***

Avant de commencer à vanter les vertus de l'huile de noix de macadamia australienne, le Dr Fred Pescatore a écrit le livre Thin For Good : The Only Low-Carbohydrate Diet That Will Finally Work pour vous. Ce plan explore le lien entre l'esprit et le corps dans la perte de poids durable et comprend des plans pour les hommes et les femmes, ainsi qu'un plan d'alimentation faible en glucides pour les végétariens.

Dans Thin For Good, le Dr Pescatore présente "The Eleven Emotional Levels of Food" qu'ils sont :

1 Colère : se sent souvent au début d'un nouveau régime, ou pour soi-même pour prendre du poids ; mais c'est bien parce que c'est motivant.

2 Frustration : peut être le résultat d'un regard sur le succès des autres et d'une comparaison avec notre manque apparent de succès ; mais attention, c'est une émotion négative et souvent celle qui pousse les gens à abandonner.

3 Tristesse : étroitement liée à l'apitoiement sur soi ou au deuil de vieilles habitudes de vie et de nourriture.

4 Peur : cette émotion est souvent très difficile à lâcher prise et apparaît généralement en même temps que les premiers succès de la perte de poids (puis-je conserver ce régime pour le reste de ma vie ?).

5 Compréhension : vous devez travailler sur les 4 premières émotions pour arriver à ce point plus positif lorsque vous commencez à comprendre quelles sont vos mauvaises habitudes alimentaires et à les accepter.

6 Trepidation : décrite comme la nervosité, la nervosité et la suspicion ; le doute qui peut surgir lorsque vous commencez à voir les résultats de votre alimentation.

7 Envie : une émotion nocive qui se manifeste lorsqu'on la compare à d'autres

8 L'ennui : cette émotion peut tuer un régime ; ajoutez de la variété à vos repas selon votre régime alimentaire.

9 Soulagement : le début des émotions positives à vivre 10 Joie : vient après avoir obtenu de vrais résultats ; essayez de ne pas le saboter avec des pensées négatives.

11 Contenu : l'émotion finale vécue une fois que les gens réalisent leurs objectifs de perte de poids.

En plus de divers exercices pour vous aider à surmonter vos émotions, le Dr Pescatore suggère des recettes d'aliments réconfort à faible teneur en glucides qui, dit-il, peuvent vous aider à vous sentir mieux face à ces émotions.

Il suggère "Mind Over Calories" comme concept à embrasser parce qu'il vous aidera à maintenir votre poids pour toujours. Il révèle que ce concept l'a aidé une fois qu'il a perdu du poids et l'a aidé à le maintenir. L'esprit au sujet des calories est au sujet de s'entraîner à ne pas avoir envie d'aliments sucrés et au goût désagréable de glucides qui ruineront votre vie.

Il contient également des suggestions de compléments alimentaires pour les hommes et les femmes, des aliments à éviter si vous suivez un régime limité par les levures, si vous avez des problèmes hormonaux ou thyroïdiens, et plus de 40 pages de recettes.

Un avantage supplémentaire est la pyramide Thin For Good Food qui contient des protéines et des graisses dans le corps.

> ### *Le plan de sauvetage et de rétablissement de 7 jours à faible teneur en glucides*

Ce livre a été écrit par les Drs Rachel et Richard Heller et est présenté comme le livre de tous ceux qui ont un régime pauvre en glucides et qui ont besoin d'aide pour se remettre sur les rails - dès maintenant.

C'est le livre pour la personne qui a laissé des vacances, des vacances ou un mauvais choix de nourriture en spirale dans une crise ou qui sont découragés parce qu'ils ont atteint un plateau de perte de poids non désirée.

Les médecins offrent un plan de repas de 7 jours pour vous aider à revenir à la normale, ainsi que des conseils pour freiner vos envies de glucides, faire face aux saboteurs, et identifier les glucides et les sucres cachés.

Tout d'abord, les Hellers expliquent que les personnes en surpoids et celles qui ont des dents sucrées sont physiologiquement différentes des personnes naturellement minces et doivent cesser de se blâmer pour leurs problèmes de poids. Comprendre ce dont votre corps a besoin - et ce que vous devez éviter - pour perdre du poids ne fera que vous aider à atteindre vos objectifs plus rapidement.

Le plan diététique de 7 jours qu'ils proposent aide à rééquilibrer les niveaux d'insuline, à freiner les envies de fumer et à remettre le corps en mode brûleur de graisse. Une fois que cela est fait, vous pouvez revenir à votre plan à faible teneur en glucides avec de nouvelles idées sur la façon d'éviter les dangers les plus courants. Il y a 7 étapes, qui sont ajoutées une par jour. Ils le sont :

1. Ajoutez une protéine faible en glucides à chaque repas et collation.

2. Ajoutez des légumes ou des salades à faible teneur en glucides au déjeuner, au dîner et aux collations.

3. Consommez une bonne portion de protéines, de légumes et/ou de salades faibles en glucides par rapport aux aliments riches en glucides que vous mangez.

4. Mangez toutes vos protéines, légumes et salades faibles en glucides avant de manger votre repas riche en glucides.

5. Ne mangez que des collations à faible teneur en glucides. Conservez les aliments riches en glucides pour les repas.

6. Ne mangez que des aliments faibles en glucides à toutes les collations et à un repas.

7. Ne mangez que des aliments
faibles en glucides à toutes les
collations et à deux repas.

Après avoir suivi avec succès ces étapes
pendant 7 jours, vous pouvez revenir au
régime à faible teneur en glucides de
votre choix. Ils vous suggèrent également
d'éviter les substituts de sucre tels que
ceux que l'on trouve dans le régime :
queues pour vous aider à maintenir votre
plan d'alimentation.

De plus, toutes les personnes ayant une
faible teneur en glucides sont encouragées
à manger en fonction des glucides dans
leurs repas. De cette façon, ils sont
d'abord remplis avec des protéines et les
glucides les plus faibles en amidon. Enfin,
vous pouvez manger le repas le plus riche
en amidon et en glucides dans votre
assiette. Cela vous aidera à faire le plein
et à manger moins d'aliments qui

pourraient vous causer des problèmes. De plus, une fois que les aliments riches en glucides atteindront votre corps, ils seront tellement occupés à décomposer les protéines et les fibres que vous avez mangées que vous digérerez plus lentement les mauvais glucides que vous avez consommés.

➢ *Vivre avec un apport faible en glucides*

Écrit par Fran McCullough, auteure de The Low-Carb Cookbook, le long sous-titre de ce livre promet d'enseigner " tout ce que les personnes au régime doivent savoir pour obtenir un succès durable, y compris : des stratégies pour contrôler la consommation excessive d'alcool et les envies, faire face au gain de poids soudain et les armes métaboliques secrètes.

Ce livre est un supplément au régime pauvre en glucides de votre choix et est destiné à vous donner des conseils et des astuces pour rendre la route vers le succès à faible teneur en glucides plus lisse et beaucoup moins accidenté.

Ce volume contient des sources de pain et d'autres produits à faible teneur en glucides et explique comment faire en sorte que les légumes aient le même goût que les pâtes. Vous y trouverez également des conseils pour divers ustensiles de cuisine qui peuvent vous faciliter la vie et des suggestions pour ranger un garde-manger à faible teneur en glucides.

McCullough offre également des suggestions pour une alimentation faible en glucides dans le cadre d'un mode de vie très actif. Par exemple, il y a des conseils pour le camping ou la randonnée en Europe. Il y a aussi des suggestions pour gérer vos envies de glucides avec des substituts à faible teneur en glucides.

Par exemple, donnez une recette simple pour une pizza sans croûte et sans peau de pomme de terre. Il y a même une suggestion d'un substitut de crème glacée qui incorpore des produits laitiers et des fruits.

Bien que McCullough passe en revue plusieurs des concepts de base du régime pauvre en glucides au début de ce livre, il donne principalement des conseils, des trucs et des recettes. Ne cherchez pas ici les bases de l'alimentation.

Conseils pratiques pour réussir

Il n'est pas facile de suivre un régime. Si c'était le cas, nous serions probablement tous minces. Puisque nous ne le sommes pas, voici quelques conseils que les personnes qui réussissent utilisent pour perdre du poids afin que d'autres puissent en profiter également.

- ***Conseils pratiques : Boire 8 à 10 VASES D'EAU PAR JOUR***

Ok, pour beaucoup de gens, c'est un gros problème. L'eau n'a pas très bon goût en général parce que l'eau n'a pas vraiment "goût" comme quoi que ce soit. Boire de l'eau 8 à 10 fois par jour est d'autant plus facile que vous le faites plus souvent. Il s'agit simplement de conditionner vos papilles gustatives, et vous-même, pour vous rendre la tâche plus facile.

Une fois que vous aurez commencé, vous commencerez à avoir envie d'eau.

Pour commencer, vous devriez boire un verre d'eau le matin à la première heure le matin, avant de manger. C'est probablement le verre le plus facile que vous boirez toute la journée et qui vous aidera à vous rappeler de boire de l'eau toute la journée. Mieux encore, pourquoi ne pas boire deux verres ?

Si vous ne pouvez vraiment pas supporter le goût de l'eau, essayez d'utiliser un pichet purificateur d'eau ou un filtre. Vous pouvez également ajouter quelques gouttes de citron ou de lime à votre eau, mais sans sucre ni édulcorant.

La glace aide aussi.

Jetez aussi un coup d'œil aux eaux aromatisées disponibles sur le marché. Soyez juste à l'affût d'additifs.

• ***Conseils pratiques : DESAYUNAR***

Ne sautez pas le petit-déjeuner. Si vous devez vous coucher un peu plus tôt pour vous lever 20 minutes plus tôt chaque matin, faites-le ! Le petit déjeuner est très important pour votre santé et votre contrôle du poids. Selon la Dre Barbara Rolls, professeure de nutrition à la Penn State University, " votre métabolisme ralentit pendant que vous dormez, et il n'accélère pas avant que vous mangiez à nouveau.

Prendre un petit-déjeuner n'est pas

seulement bon pour la perte de poids globale, mais il vous aidera à rester sur la bonne voie avec votre régime alimentaire pour le reste de la journée. Vous êtes plus susceptible d'être attiré par les sucreries et le groupe "pain" si vous sautez le petit-déjeuner.

Vous pouvez toujours conserver quelques œufs durs au réfrigérateur ou un petit fruit à haute teneur en fibres et à faible teneur en amidon. Si vous prévoyez manger des fruits tout au long de la journée, le petit déjeuner est le moment idéal pour le faire.

- ***Conseils pratiques : MANGER AU MOINS 3 REPAS ET 2 REFRIGERATIONS TOUS LES JOURS***

Cela peut être l'un des ajustements les

plus difficiles à faire. Après tout, vous êtes occupé ! Vous avez déjà une assiette pleine. Quand avez-vous le temps de vous soucier de remplir votre assiette avec des repas plus fréquents ?

Tout comme le petit-déjeuner augmentera votre métabolisme, il vous fera aussi manger plus souvent. Cela vous aidera également à réduire votre consommation de mauvais glucides en vous assurant que vos collations sont planifiées et se produisent régulièrement tout au long de la journée.

En réalité, il suffit d'un investissement minimal en temps de planification à l'épicerie et à la maison chaque matin avant de partir chaque jour pour faire des choix alimentaires sains et préparer des collations et des repas sains. Pour des suggestions, consultez la liste de collations et d'amuse-gueule ci-dessous.

- ***Conseils pratiques : ÉVITER LES ALIMENTS BLANCS***

C'est une façon facile de se rappeler ce qu'il ne faut pas manger. Si c'est fait de sucre, de farine, de pommes de terre, de riz ou de maïs, dites simplement non. En se rappelant cette règle de base, il sera plus facile de reconnaître ces gâteaux de riz comme une collation malsaine et riche en glucides.

Recherchez toujours des fruits et légumes colorés pour remplacer les fruits et légumes blancs. Achetez du brocoli, de la laitue, des poivrons, des haricots verts et des pois, du riz brun avec modération, des légumes à feuilles vertes comme le chou vert et les épinards, des pommes, des melons, des oranges et des raisins.

Ces aliments sont non seulement colorés, mais aussi riches en fibres, en nutriments et en antioxydants importants. Manger des fruits et des légumes colorés ajoutera de la variété à votre alimentation, ainsi que d'autres bienfaits pour la santé.

• *Conseils pratiques : MANGEZ VOS LÉGUMES*

Il est si facile d'utiliser un régime pauvre en glucides comme excuse pour une mauvaise alimentation. Résistez à cette tentation. Si le seul légume que vous avez mangé au cours des cinq dernières années est la pomme de terre, c'est le bon moment pour commencer à expérimenter avec d'autres légumes. C'est important pour votre santé en général et pour éviter certains effets secondaires désagréables d'une alimentation pauvre en fibres.

Si vous essayez assez fort, vous trouverez des légumes que vous aimerez manger. Essayez les légumes grillés et cuisinez avec du vrai beurre pour rehausser la saveur. Vous pouvez également rechercher de nouvelles recettes sur Internet ou dans les livres de cuisine.

Rappelez-vous que si vous ne mangez que 40 grammes de glucides par jour ou moins, deux tasses de salades vertes ne contiennent que 5 grammes de glucides environ. Tu n'as aucune excuse pour ne pas manger tes légumes.

- ***Conseils pratiques : PRÉPAREZ VOTRE ALIMENTATION PROPRE AU PLUS TOTALEMENT POSSIBLE.***

Bien que de plus en plus de restaurants offrent des plats faibles en glucides, bon nombre d'entre eux ne sont pas encore le meilleur choix. Il existe de nombreuses recettes pour un rapide

et des repas faciles que vous pouvez préparer vous-même à la maison. Essayez de le faire aussi souvent que possible.

Si vous cuisinez vos propres aliments, vous savez exactement quel en est le contenu et vous pouvez mieux contrôler le sucre caché et les aliments transformés d'une autre façon.

Un autre avantage est la réduction des coûts à long terme. Même si vous devez aller à l'épicerie plus souvent, vous économiserez une somme importante par repas au lieu de manger dans les restaurants et les établissements de restauration rapide.

Il vous sera également plus facile de conserver votre régime alimentaire avec vos propres sélections d'aliments frais préférés à portée de main.

- ***Conseils pratiques : INVESTIR DANS UN BON ENSEMBLE DE CELLULES DE STOCKAGE ALIMENTAIRE***

Avoir à portée de la main des contenants d'entreposage d'aliments de différentes tailles facilitera grandement la planification de vos repas et collations. Lorsque vous achetez des noix, des fruits et des légumes en vrac, vous pouvez simplement les préparer, les séparer et les entreposer pour une utilisation ultérieure facile.

Par exemple, vous pouvez pré-couper des pommes et des collations pendant plusieurs jours. Il suffit de les couper, de les rincer avec du jus d'ananas ou de citron et de les ranger. Ce sera une collation rapide et facile pour plus tard.

Préparez votre déjeuner et emmenez-le au travail. Mieux encore, préparez votre déjeuner et deux sandwiches pour le travail.

- ***Conseils pratiques : Mangez quelque chose de PROTÉGÉ DANS TOUS LES ALIMENTS ET COMME TENTEMPIE.***

En plus de tout ce qui précède, manger des protéines vous aide à brûler plus de calories. Jeff Hample, Ph.D., R.D., porte-parole de l'American Dietetic Association, dit : "Les protéines sont composées principalement d'acides aminés, qui sont plus difficiles à décomposer pour votre corps, donc vous brûlez plus de calories pour les éliminer.

Que diriez-vous de quelques tranches de dinde ou de jambon ou d'un peu de fromage râpé ?

Manger des protéines vous aidera aussi à vous sentir rassasié, ce qui vous évitera d'avoir envie d'une collation malsaine.

- ***Conseil pratique : Boire un verre d'eau après chaque BOCADILLO.***

Cela vous aidera à boire 8 à 10 verres d'eau par jour, mais peut aussi avoir d'autres avantages : avez-vous déjà eu faim après avoir mangé une poignée ou une portion standard de noix ? Essayez de boire de l'eau plus tard. L'eau vous aidera à vous sentir rassasié et à prévenir l'excès de confiance.

Boire de l'eau après une collation vous aidera aussi à enlever le goût de votre bouche et peut vous aider à freiner votre désir d'en boire davantage.

- ***Conseils pratiques : MANGER LENTEMENT ET SAVOIR ALIMENTAIRE***

Vous vous sentirez plus rassasié et plus satisfait si vous prenez le temps de savourer votre nourriture et de la mâcher plus lentement. Ne vous habituez pas à manger debout ou en mangeant vite. Assieds-toi et mâche.

Manger plus lentement vous aidera à apprécier davantage vos aliments, à faire attention à ce que vous mangez vraiment et à avoir une meilleure idée du moment où ils sont pleins.

- ***Conseils pratiques : MANGER LES PLUS GRANDS REPAS PLUS TÔT ET LES PLUS PETITS AU PLUS TARD.***

Vous vous sentirez mieux et perdrez du poids plus rapidement si vous prenez un gros déjeuner et un petit dîner. Vous voudrez peut-être aussi manger la plupart de vos glucides plus tôt dans la journée, ce qui vous permettra d'économiser une salade et des protéines de viande maigre pour le souper.

Manger de plus gros repas pendant la partie de la journée où vous êtes le plus actif vous aidera à vous sentir rassasié tout au long de la journée et à réduire les envies de collations malsaines.

- ***Conseils pratiques : CONSIDER SALMON OU CHEVAL POUR LE PETIT DÉJEUNER***

Oui, cela peut paraître étrange, mais c'est une façon de travailler avec des acides gras oméga-3 qui sont bons pour vous et qui ajoutent de la variété à votre alimentation quotidienne. Après quelques mois, vous en aurez peut-être assez de manger des œufs et du bacon au déjeuner. En remplaçant le poisson, vous obtiendrez les protéines et les huiles de poisson saines dont vous avez besoin.

Vous pouvez essayer le saumon ou le

maquereau sur des croquettes pour un substitut de saucisse plus sain. Ou vous pouvez simplement manger le saumon froid qui reste le lendemain matin avec la sauce à l'aneth.

- ***Conseils pratiques : UTILISER LES FICHES LECHUGA EN LIEU DE PAIN***

Ce conseil peut sembler un peu étrange au premier abord, mais si vous l'essayez, vous allez probablement l'adorer. Au lieu de manger du pain et des petits pains avec leurs sandwichs et leurs hamburgers, pourquoi ne pas essayer les feuilles de laitue ?

Vous pouvez faire un double cheeseburger avec des oignons, des cornichons et des tomates enveloppés dans une feuille entière de laitue. Vous pouvez aussi faire des sandwichs avec de la laitue au lieu de tortillas et de pain.

Cela vous aidera à augmenter votre apport en glucides et en fibres tout en vous donnant plus de variété dans votre alimentation.

• *Conseils pratiques : Mangez un FRUIT DESSERTRE*

D'accord, nous voulons tous un petit dessert un jour, mais pourquoi ne pas essayer le fromage avec des tranches de fruits ou des baies et pourquoi pas votre dessert et votre régime pauvre en glucides ?

Mieux encore, pourquoi ne pas essayer la crème de baies ? Pouvez-vous même essayer des ananas sucrés ou des fraises avec du fromage cottage ?

Les baies sont sucrées et riches en fibres et en nutriments et les produits laitiers sont riches en protéines. Si votre régime pauvre en glucides le permet, c'est une alternative sucrée et savoureuse aux desserts plus sucrés.

Un avantage supplémentaire est que les protéines contenues dans les produits laitiers et les fibres contenues dans les fruits frais rendent ces desserts plus pleins.

- ***Conseils pratiques : OBTENEZ VOTRE FRUITS FRAIS SANS L'EXPRIMER***

Les jus de fruits peuvent être très tentants comme substitut aux boissons gazeuses, mais à quel point les jus de fruits sont-ils sains ? Si vous lisez les étiquettes, vous vous rendrez vite compte qu'il y a très peu de jus de fruits dans la plupart des jus commerciaux disponibles dans votre supermarché local.

Pourquoi ne pas sauter le jus et manger un fruit frais ? Non seulement les fruits frais contiennent moins de sucre que le jus, mais les fruits frais contiennent des fibres qui sont bonnes pour vous et vous aideront à vous sentir rassasié plus longtemps.

- ***Conseils pratiques : ATTENTION AU REMPLACEMENT DES ALIMENTS***

De nouveaux milk-shakes et barres de substitut de repas sont mis sur le marché presque tous les jours. Ces smoothies et barres peuvent être considérés comme sains, mais presque tout le monde, y compris les barres Zone Perfect, contient de l'huile hydrogénée et des édulcorants.

Alors fais attention. Les barres, en particulier, ne peuvent être que légèrement plus saines qu'une barre chocolatée Snickers. À l'occasion, ils ne sont peut-être pas si mauvais pour vous, mais en règle générale, vous ne voulez probablement pas vous offrir un milk-shake ou une barre de substitut de repas tous les jours.

- ***Conseil pratique : S'IL SONNE TROP BON POUR ÊTRE VRAI, IL NE SERA PAS PROBABLEMENT VRAI.***

Des beignets et des muffins à faible teneur en glucides ? Vous pouvez trouver ces produits préemballés avec des étiquettes à faible teneur en glucides à l'épicerie de votre quartier et dans de nombreux magasins à faible teneur en glucides. Cela ne veut pas dire que vous devriez prendre l'habitude de les manger.

Bien que les gâteaux à faible teneur en glucides puissent être tentants, rappelez-vous qu'ils contiennent encore tous les glucides suspects habituels : sucre ou un substitut de sucre et de farine.

Ils peuvent être plus sains que les muffins typiques comme gâterie occasionnelle, mais n'oubliez pas de suivre les conseils de base pour un succès continu à faible teneur en glucides.

- ***Conseils pratiques : SUPERMARCHÉ***

Il est plus facile de s'en tenir à un mode de vie faible en glucides si vous apprenez le fil conducteur de tous les modèles d'épicerie : les aliments sains se trouvent dans les allées périphériques.

Pensez-y, lorsque vous allez à l'épicerie, toutes les choses saines, fruits, légumes, viandes et produits laitiers sont disposés autour des murs des magasins.

Il est rarement nécessaire d'entrer dans les allées centrales des quelques magasins qui entreposent du beurre et du fromage au centre, près des aliments congelés. Pour la plupart des aliments dont vous avez besoin pour votre régime pauvre en glucides, vous pouvez les trouver sur le périmètre de l'épicerie.

Entraînez-vous à commencer à une extrémité de l'allée extérieure et à travailler votre chemin. Il sera beaucoup plus facile d'éviter les envies de glucides et de remplir votre panier d'aliments sains si vous le faites.

- ***Conseils pratiques : INVESTIR DANS LES BONS LIVRES DE CUISINE***

Tu ne sais pas quoi manger ? Il a besoin de variété dans son alimentation ? Cherchez un livre de cuisine. Bien sûr, toutes les recettes d'un livre de recettes ne sont pas toutes à faible teneur en glucides, mais vous serez étonné de voir combien de recettes à faible teneur en glucides et à faible teneur en glucides vous pouvez trouver dans votre livre de recettes Betty Crocker standard.

Les livres de cuisine sont d'excellents outils de référence qui contiennent souvent des conseils pratiques pour acheter des coupes de viande et préparer les viandes, les fruits et les légumes d'une façon nouvelle et excitante.

De plus, les nouveaux livres de cuisine à faible teneur en glucides sont sur le marché tout le temps. Assurez-vous donc de profiter de ces ressources pour essayer quelque chose de nouveau, de différent et de délicieux.

- ***Conseils pratiques : PRENEZ UNE BONNE MULTIVITAMINIQUE***

Nous ne pouvons pas tous faire les choses correctement tout le temps. Même les mélangeurs les plus consciencieux peuvent perdre quelques vitamines, minéraux et oligo-éléments sains dans leur alimentation. Pour vous assurer d'obtenir tout ce dont vous avez besoin, pensez à prendre une bonne multivitamine.

Consultez d'abord votre médecin pour obtenir des recommandations et vous devriez subir des tests d'anémie afin de déterminer si vous avez besoin d'une vitamine contenant du fer. Cependant, plus vous mangez longtemps des aliments pauvres en glucides et plus vous mangez de viande rouge, moins l'anémie sera un problème et vous serez en mesure de prendre des vitamines avec moins de fer.

Votre succès dépend entièrement de vous. En supposant que vous êtes en bonne santé, votre corps fera sa part. N'oubliez pas de suivre le régime faible en glucides qui vous convient et d'ajouter de la variété à vos repas pour vous aider à rester fidèle à vos objectifs de santé et de perte de poids.

Recettes et idées de repas

L'un des défis des régimes faibles en glucides est qu'il est souvent difficile de trouver des collations appétissantes et peu coûteuses. C'est particulièrement vrai si vous avez un budget limité et n'avez pas les moyens d'acheter des aliments préemballés spéciaux. Un autre obstacle à la préparation de collations et de repas faibles en glucides est de trouver des ingrédients appétissants et qui ne vous ennuieront pas après quelques jours.

Les personnes qui suivent un régime pauvre en glucides doivent faire preuve de créativité dans leurs choix alimentaires. Il est facile de se concentrer sur les aliments qui ne sont pas autorisés. Trop souvent, les aliments qui ne sont pas autorisés semblent être notre principale cible.

Cependant, il existe de nombreuses possibilités de restauration rapide et de collations sous nos yeux si nous y pensons de façon créative.

Certains aliments se prêtent à la collation et aussi comme base d'un repas copieux. Par exemple, le poulet. Les poitrines de poulet peuvent être grillées et consommées avec plusieurs légumes faibles en amidon et riches en fibres pour un dîner nutritif. Les poitrines de poulet tranchées à froid peuvent aussi être une collation appétissante pour la course. Voici quelques idées de repas rapides et de collations à emporter.

Assurez-vous que vos choix sont compatibles avec le régime à faible teneur en glucides de votre choix et sont permis à l'étape du plan. Dégustez ces aliments seuls en collation ou dans le cadre d'un plat principal :

Apéritifs et snacks

- ✓ RAISINS AU FROMAGE EN LAMELLES DE POMMES
- ✓ THON AUX FRUITS SÉCHÉS THON EN CONSERVE POULET EN CONSERVE EN CONSERVE
- ✓ PROSCUITTO AUX CREVETTES AVEC SAUCE COCKTAIL
- ✓ ORANGES
- ✓ BÂTONNETS DE CÉLERI ET BEURRE D'ARACHIDE EDAMAME (SOJA)
- ✓ HOUMMOS DE POIS CHICHES
- ✓ OEUFS DURS YOGOURT FAIBLE EN GRAS
- ✓ SAUCE AUX POMMES SANS SUCRE LAIT FAIBLE EN GRAS
- ✓ CAROTTES TRANCHES DE DINDE TOMATES CERISES ET TOMATES CERISES

✓ CONCOMBRE AVEC VINAIGRETTE SANS SUCRE / POIVRON SURGELÉ TRANCHÉ
    ✓ RÔTI DE BŒUF FRÍO
    ✓ SARDINES COQUILLES DE PORC COQUILLES D'HUÎTRES CECINA TRANCHES DE BACON

FRUIT FUN

    ✓ 1 ½ tasses de jus de fraise ou de fraises écrasées
    ✓ ½ tasse de jus d'orange
    ✓ ¼ tasse de jus de pamplemousse
    ✓ 1 cuillère à soupe de jus de citron
    ✓ 1½ tasses d'eau embouteillée (ou d'eau du robinet)
    ✓ 1 lb de raisins blancs surgelés (épépinés)

Mélanger tout le contenu dans un grand pichet, sauf le raisin. Utiliser les raisins congelés comme glaçons ; verser et servir.

SAVOUREUX DÉLICE AUX TOMATES

✓ 2 tasses de jus de tomate ou de légumes 2 c. à soupe de jus de citron

✓ 1 cuillère à café de sauce Worcestershire

✓ ½ cuillère à café de raifort de raifort

✓ Quelques gouttes de notre sauce piquante préférée.

Bac à glaçons rempli d'eau, arrosé de gouttes de jus de citron dans chaque fente à glaçons

Placer le bac à glaçons dans le congélateur pour décanter et faire des glaçons à saveur de citron. Combiner tous les autres ingrédients dans un pichet. Remuer et servir sur des glaçons au citron.

TRAITEMENT À LA GÉLATINE FOUETTÉE

✓ 1 paquet de gélatine sans sucre, votre variété préférée 2/3 tasse d'eau bouillante
✓ 2 tasses de glaçons
✓ 1 bol de garniture fouettée congelée, décongelée Noix préférées au goût

Dissoudre la gélatine dans de l'eau bouillante. Verser dans un bol à mélanger. Ajouter les glaçons et remuer jusqu'à ce que les ingrédients épaississent. Enlevez tous les morceaux de glace restants.

Mélanger avec la crème fouettée et remuer vigoureusement jusqu'à consistance lisse. Servir avec une cuillère sur des assiettes. Décorez avec vos noix préférées sur le dessus.

- ✓ <font color=#38B0DE>-
=½=- Proudly Presents
- ✓ 1 cuillère à café de cannelle
- ✓ <font color="#ffffff00">-
=½=- sync:ßÇÈâÈâÈâ
- ✓ ¼ tasse de cassonade
- ✓ TASTY PECANS

Chauffer le four à 350 degrés. Pacanes rôties 10 minutes.

Dans un bol, mélanger la cannelle, la cassonade et la margarine. Verser sur les noix rôties. Déposer les noix sur une plaque à pâtisserie et cuire au four pendant 10 minutes de chaque côté, en les retournant une fois.

OMELETTE AUX CHAMPIGNONS ET AUX ASPERGES

- ✓ 2 œufs

- ✓ 2 cuillères à soupe d'eau
- ✓ 3 tiges d'asperges fraîches, sans pédoncule
- ✓ ¼ tasse de champignons blancs tranchés
- ✓ ¼ tasse de fromage mozzarella râpé faible en gras

Vaporiser une petite poêle d'huile antiadhésive et chauffer à feu moyen. Battez les œufs et arrosez légèrement (à la main, c'est bien). Verser le mélange eau-œuf dans la poêle.

Lorsque le dessus est ferme, verser les asperges, les champignons et le fromage dans la moitié de la tortilla. Doublez l'autre moitié. Servir.

BROCOLI AU FROMAGE ET À L'AIL

- ✓ 1 livre de fleurs de brocoli 2 gousses d'ail, hachées

✓ 2 cuillères à soupe d'huile d'olive extra vierge

✓ ¼ tasse de fromage frais râpé (votre type préféré)

Cuire le brocoli à la vapeur dans 2 pouces d'eau pendant 2 minutes. Égoutter. Chauffer l'huile d'olive dans une poêle à feu moyen, en remuant pour couvrir le fond de la poêle. Ajouter l'ail et faire sauter jusqu'à ce qu'il sente bon (environ 1 minute).

Ajouter le brocoli et faire sauter pendant environ 4 minutes, en remuant souvent. Retirer la poêle du feu. Saupoudrer le fromage sur le brocoli. Secouez légèrement.

AMANDES AU BEURRE ET HARICOTS VERTS

✓ 1 livre de haricots verts 3 cuillères à soupe de beurre

✓ ½ tasse amandes hachées sel et poivre au goût

Cuire les haricots verts dans un peu d'eau salée pendant environ 5 minutes. Égoutter. Dans une poêle, faire sauter les amandes dans le beurre pendant 2 minutes, en remuant fréquemment. Ajouter les haricots verts et faire revenir pendant encore 2 minutes, en remuant fréquemment.

CHOU-FLEUR CRÉMEUX

✓ 1 livre de bouquets de chou-fleur
✓ ¼ tasse de fromage râpé (parmesan ou votre préféré)
✓ ¼ tasse de crème fouettée 1 c. à soupe de beurre doux
✓ ¼ cuillère à café de sel
✓ 1/8 c. à thé de poivre

Cuire le chou-fleur à la vapeur dans 2 pouces d'eau pendant environ 18 minutes ou jusqu'à ce qu'il soit tendre. Ajouter de l'eau si nécessaire pendant la cuisson à la vapeur). Égoutter.

Dans un mélangeur ou un robot culinaire, réduire en purée le chou-fleur. Ajouter d'autres ingrédients. Mélanger légèrement. Placer sur une assiette couverte et réfrigérer. Peut être réchauffé à feu doux.

BOULES DE VIANDE

- ✓ ½ livre de porc haché 1 livre de poulet haché 1 livre
- ✓ 1 petit oignon haché finement 1 œuf
- ✓ 2 gousses d'ail, émincées 2 c. à soupe d'aneth émincé
- ✓ 2 c. à soupe d'huile de canola
- ✓ sel et poivre au goût

✓ Préchauffer le four à 375 degrés. Dans un bol, mélanger tous les ingrédients SAUF l'huile.

✓ Bien ensemble. Préparez environ 12 boulettes de viande avec le mélange.

Chauffer l'huile dans une poêle à feu moyen et dorer les boulettes de viande. Transférer la poêle (ou déposer les boulettes de viande sur une plaque à biscuits ou une plaque à pâtisserie) et cuire au four pendant 15 minutes ou jusqu'à cuisson complète.

LISTE DES JOES

✓ 1 livre de boeuf haché

✓ 2 cuillères à soupe d'oignon haché sel et poivre au goût

✓ ½ cuillère à café d'ail

✓ 1 tasse de tomates concassées

✓ 3 cuillères à soupe de cassonade

✓ 1 cuillère à café de sauce Worcestershire

✓ des petits pains ou des feuilles de laitue à faible teneur en glucides (ou du moins tout sauf du blanc !)

Faire dorer la viande et l'égoutter. Réduire le feu au minimum. Ajouter le reste des ingrédients. Cuire lentement pendant environ 10 minutes et servir sur des petits pains de blé entier ou multigrains ou des feuilles de laitue.

POULET FARCI

✓ 4 poitrines de poulet désossées et sans peau (divisées en deux) fromage parmesan (à saupoudrer au goût)

✓ 1 ½ tasses de champignons hachés 1 tasse de bouillon de poulet

✓ 2 c. à soupe de poivron rouge rôti, haché 1 c. à soupe d'eau
✓ 1 gousse d'ail, hachée finement
✓ ¼ cuillère à café de marjolaine séchée, écrasée 1 cuillère à café d'huile de cuisson

Préparer la garniture en mélangeant les champignons, l'ail, le poivre et la marjolaine dans une poêle vaporisée d'enduit végétal sans gras. Finissez quand les champignons sont tendres.

Faire une ouverture dans les morceaux de poulet pour créer une poche. Farcir avec la farce que vous venez de préparer et saupoudrer la poche intérieure de fromage. (Si désiré, fermer avec des cure-dents).

Faire dorer le poulet des deux côtés dans une poêle à frire, en le faisant cuire dans l'huile. Ajouter le bouillon. Cuire à feu moyen-doux jusqu'à ce que le poulet ne soit plus rose à l'intérieur. Servir avec le bouillon versé sur le poulet.

Conclusion

Je veux juste te dire ceci :

Rappelez-vous simplement que tout ne se passera pas du jour au lendemain et qu'il vous faudra du temps avant de voir un changement dans votre vie pour le mieux.

Maintenant oui, je vous souhaite le meilleur dans vos résultats, et rappelez-vous que tout est pratique ; la théorie sans l'action ne vous est d'aucune utilité. Il apporte tout ce que vous apprenez dans la vie réelle.

Un gros câlin, ton amie Jessy !

D'ailleurs, lorsque vous obtenez vos résultats petit à petit, je vous recommande vivement, si vous voulez en savoir plus sur les méthodes de perte de poids, je vous recommande fortement, mon livre, sur "COMMENT PERDRE 10 LIVRES DE POIDS EN 10 JOURS QUICKLY", est un livre qui je suis sûr vous aidera beaucoup sur votre chemin vers "bonne santé". Sans plus attendre, vous pouvez le trouver dans le moteur de recherche Amazon, comme : "Comment perdre 10 livres de poids en 10 jours rapidement" ou chercher mon nom, comme : "Jessy M. Brown".... Encore une fois, je vous souhaite beaucoup de succès dans vos résultats !